Yan d'Albert

ARGAN-ÖL

ARGAN-ÖL

Die wunderbare Heilkraft des „Wüstengoldes"

reihe biosol
edition sol

Die hier vorgestellten Informationen und Empfehlungen sind nach bestem Wissen und Gewissen geprüft, dennoch übernehmen Autor und Verlag keinerlei Haftung für Schäden irgendeiner Art, die sich direkt oder indirekt aus dem Gebrauch der hier vorgestellten Anwendungen ergeben. Bitte beachten Sie in jedem Fall die Grenzen der Selbstbehandlung und nehmen Sie bei Krankheitssymptomen professionelle Diagnose und Therapie durch ärztliche oder naturkundliche Hilfe in Anspruch.

BismiLlâh ir-Rahmân ir-Rahîem

Im Namen Allâhs, des All-Erbarmers, des All-Barmherzigen

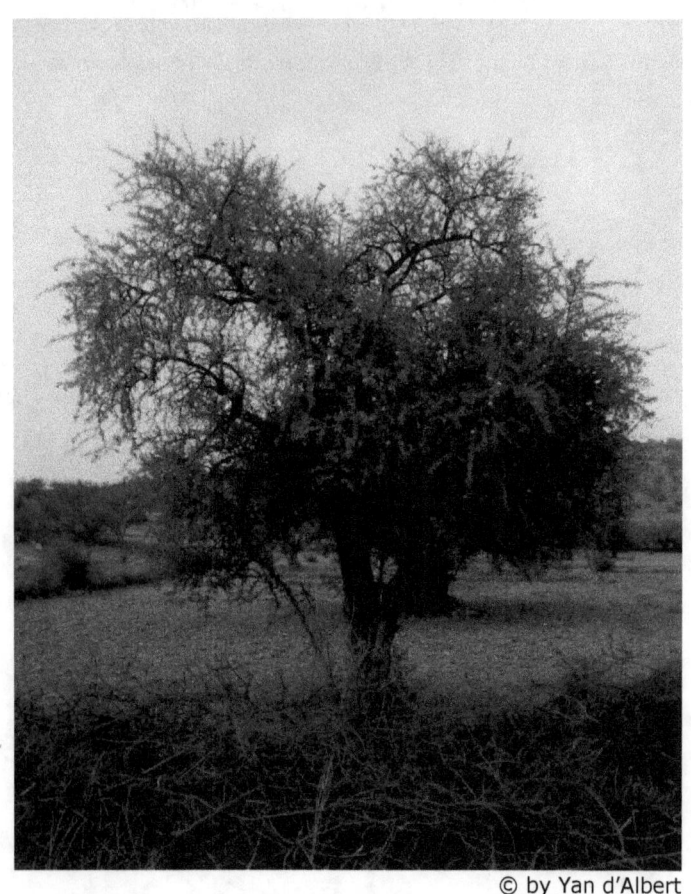

Arganbaum bei Tiout (Südmarokko)

INHALT

WIE ICH ZUM ARGANÖL KAM ...

Im südmarokkanischen Urlaubsort Agadir lernte ich einst meine liebe Frau Hadschiba kennen. Sie stammt aus einer Berberfamilie, welche das traditionelle Handwerk der Arganöl-Gewinnung betreibt. Natürlicherweise kam ich dadurch auch mit Argan in Verbindung.

Als ich zum ersten Mal mit dem Taxi von Agadir in das Heimatstädtchen meiner Frau fuhr und aus dem Fenster blickte, traute ich meinen Augen nicht: Da saßen überall Ziegen auf den Bäumen und rupften Blätter und Früchte ab. „Argan, Argan!" rief der Taxifahrer aus und zeigte mit dem Finger auf die Bäume. Dies sind also jene Arganbäume, von dessen Öl meine Frau so schwärmte. Das goldgelbe Öl nahm auch mich bald in den Bann. Nie zuvor hatte ich ein so feines, vielseitig einsetzbares Öl kennengelernt. Ob in der Küche als Salatöl, für Haut und Haar als Pflegemittel oder innerlich eingenommen, ich war fasziniert vom Geschmack und den wunderbaren Wirkungen, die ich mehr und mehr spüren durfte.

Argan-Öl ist eines der wert- und wirkungsvollsten Öle der Welt in Ernährung, Kosmetik und Medizin. Dieses „flüssige Gold der Wüste" ist ein universelles Wundermittel gegen vielerlei Beschwerden und Krankheiten. Durch innerliche und äußerliche Anwendung wirkt es vorbeugend und hält den Körper fit. Heute erkennt man diese segensreichen Wirkungen auch im Westen mehr und mehr.

Argan – was für eine wunderbare Pflanze, welch' ein Segen für die Menschen! Mit vorliegender Publikation habe ich versucht, das Wichtigste und Wesentlichste über sein Wunderöl zusammenzufassen.

Möge diese Schrift als ein Impuls für Genuss, Wohlbefinden und Heilung mit Argan-Öl dienen. Mögen viele Menschen durch seine Kraft gesunden und gesund bleiben, so Gott will!

Dies wünsche ich auch Ihnen von ganzem Herzen

Ihr
Yan d'Albert

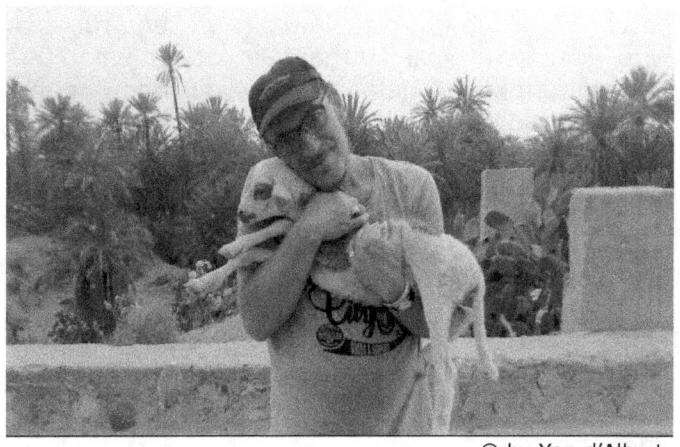

© by Yan d'Albert

Ein Lämmchen aus Tiout, einfach zum Knuddeln!

9

DIE PFLANZE

Der Arganen-Ölbaum, mit wissenschaftlichem, lateinischem Namen *Argania spinosa*, gehört zu den ältesten Bäumen der Welt. Seit über 80 Millionen Jahren wachsen diese im Südwesten Marokkos in der Gegend von Essaouira, Agadir und Taroudant, am Hohen Atlas.

Der Arganbaum wird bis zu 10 m hoch, erreicht einen Umfang von bis zu 15 m und kann zwischen 200 und 400 Jahre alt werden. Er kommt mit sehr wenig Wasser aus und übersteht auch Temperaturen bis über 50 Grad Celsius. Er ist in der Lage, mehrmals im Jahr Früchte zu tragen. Diese olivenähnlichen Früchte sind für den Menschen nicht genießbar. Die Ziegen jedoch sind ganz wild darauf wie auch auf die Blätter. Aus den Früchten wird das wertvolle Argan-Öl gewonnen. Die Pressrückstände bei der Arganölgewinnung werden traditionell als Viehfutter verwendet und auch als Heilmittel bei Tierwunden angewandt. Das Holz der Arganbäume dient ebenso als Brennstoff.

Schon vor langer Zeit begannen die *Amazighen*, die Ureinwohner Marokkos, das kostbare Öl als Lebenselixier zu verwenden. Es gehört z. B. bis heute zur Tradition der Berber, der Braut zu ihrer Hochzeit Arganöl zu schenken. Die Familie der Braut bringt die Nüsse; die Dorfbewohner stellen dann das Öl her.

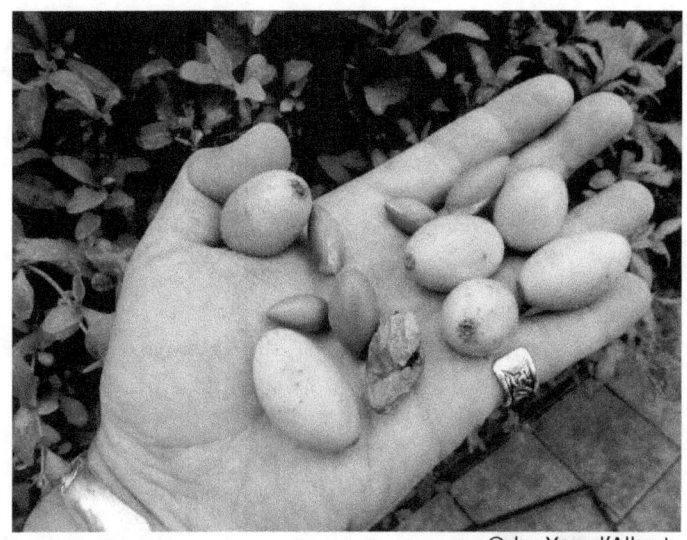

Gelbe Arganfrüchte und ihre braunen Nüsse

VORKOMMEN

Der liebe Gott meint es wahrlich gut mit den südmarokkanischen Berbern, denn die Arganbäume wachsen tatsächlich *nur* in der Gegend des südlichen Atlasgebirges. Argan spielt eine wichtige Rolle bei den Menschen in seiner Herkunftsregion. Besonders für die struktur-schwachen Gegenden ist die Arganölgewinnung eine wichtige Einnahmequelle. 80% davon entfallen auf reine Handarbeit. Die Marokkaner haben versucht, Arganbäume auch in anderen Gegenden Marokkos anzupflanzen, doch ohne Erfolg. Seit 1998 steht das Biosphären-Reservat der Arganbäume unter dem Schutz der Unesco. Die BRD fördert Projekte zur Aufforstung und unterstützt Stiftungen wie „LA FONDATION POUR L'ARGANIER".

Der Arganbaum ist ein ökologisch wichtiger Bestandteil des trockenen Ökosystems im Südwesten Marokkos. Die Bepflanzung von Arganbäumen wirkt der Bodenerosion und Verwüstung entgegen. So sind einige Initiativen und Kooperativen bemüht, Baumbestände zu schützen und zu nutzen und vermehrt neue Bäume zu pflanzen.

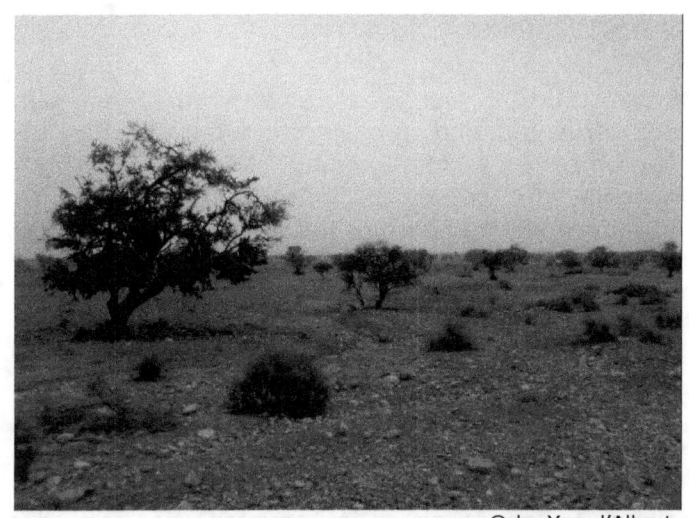

Arganbäume, so weit das Auge reicht ...

HERSTELLUNG

Etwa 200.000 Menschen leben heute von den Arganfrüchten und der Ölgewinnung. Von Juli bis September werden die Nüsse geerntet. Anschließend werden sie getrocknet und gelagert. In mühevoller Handarbeit fertigen die Berberfrauen das wertvolle Öl. Die harten Nüsse werden zwischen zwei Steinen aufgeschlagen. Danach werden sie leicht geröstet, mit Wasser vermischt und schließlich mit einer Steinmühle zu einer griesartigen Masse verarbeitet. Daraus pressen die Frauen dann per Hand das Öl. Für die Gewinnung eines Liters Arganöl benötigt eine Frau 50 kg der Früchte und braucht für die Herstellung nahezu einen ganzen Tag. Die meisten der an der nichtindustriellen Produktion beteiligten Berberfrauen haben sich zu Kooperativen zusammengeschlossen.

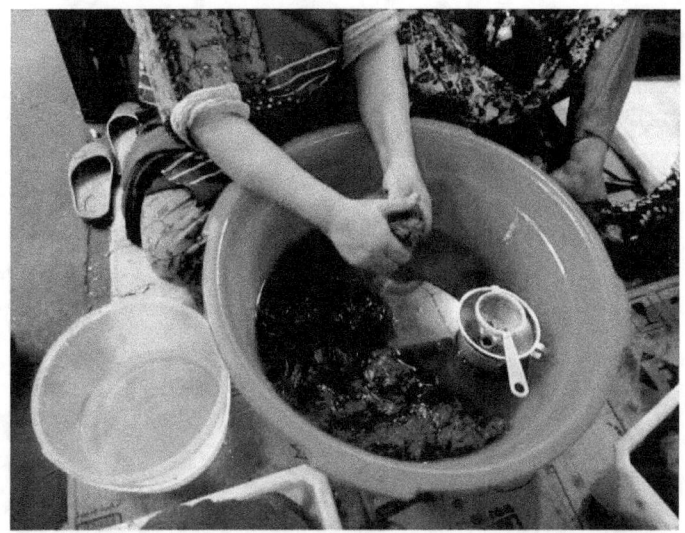

© by Yan d'Albert

Arganöl-Gewinnung ist nur in Handarbeit möglich und wird von den Berberfrauen mit viel Liebe und Mühe gefertigt.

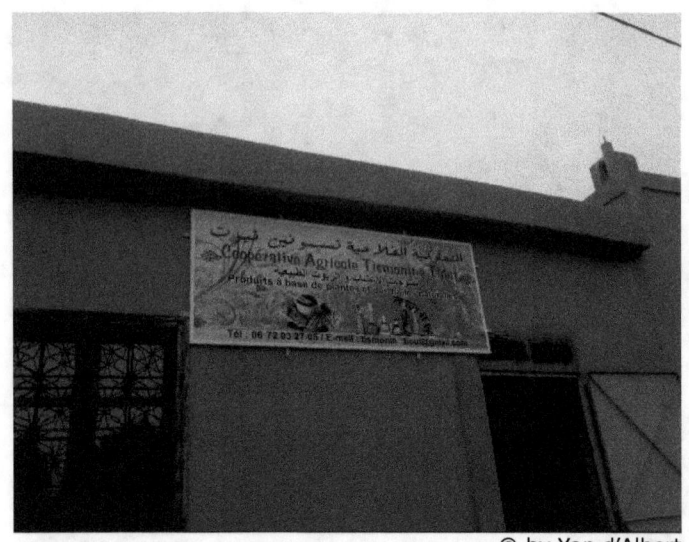

Die Argan-Kooperative in Tiout: „Cooperative Agricole Tismonine Tiout"

ZUSAMMENSETZUNG UND MEDIZINISCHE WIRKUNGEN

Arganöl enthält viele gesundheitsfördende, pflegende und heilende Wirkstoffe. Es besitzt eine enorme ernährungsphysiologische Wertigkeit und eine hohe Konzentration, nämlich 80% an gesunden ungesättigten Fettsäuren (Radikalfänger).

Es ist reich an **Tocopherolen** und enthält somit einen hohen Vitamin-E-Gehalt. Das bedeutet, dass diese Antioxidanzien aggressive Sauerstoffmoleküle im Körper abfangen können und zur Stärkung unseres Immunsystems beitragen.

Des Weiteren sind im Arganöl **Phytosterole** (Schottenole und Spinasterole), welche wissenschaftlich nachgewiesen Anti-Tumor-Wir-kung zeigen, also das Wachstum von Krebszellen verhindern.

Weitere Bestandteile im Öl sind **Querzetine** und **Myriezetine**, welche gegen Bakterien und Pilze wirksam sind. Auch **Triterpenalkohole** befinden sich darin, die die Haut schützen, desinfizierend, entzündungshemmend und wundheilend wirken.

17

VORBEUGUNG VON KRANKHEITEN

Es ist wissenschaftlich nachgewiesen, dass durch die Einnahme von Arganöl ein fünfmal geringeres Krebsrisiko besteht. Schon die innerliche Einnahme von 3mal täglich ein Teelöffel reines Arganöl senkt das Risiko erheblich, an vielerlei Krankheiten bis hin zu Krebs zu erkranken.

REGISTER DER ANWENDUNGEN

Ärzte und Immunologen attestieren, dass kein anderes Öl unser Immunsystem mit so wertvollen Stoffen versorgt wie Argan-Öl, sei es bei regelmäßiger Aufnahme in der Ernährung oder durch kosmetische Behandlung.

In nachfolgendem Register seien die wichtigsten Anwendungen in Stichwörtern aufgeführt:

Akne

Allergie

Alzheimer

Anti-Aging

Arteriosklerose

Cholesterinspiegel (erhöhter)

Demenz

Ekzeme

Falten

Fettstoffwechselstörungen

Fruchtbarkeit

Geburtsbeschwerden

Gelenkerkrankungen, Gelenkschmerzen

Haarausfall

Haarpflege

Haar (trockenes oder sprödes)

Hautaltern

Hautschutz vor Sonne

Haut (trockene, rissige oder wunde)

Hämorrhoiden

Herzinfarkt

Herz-Kreislauf-Beschwerden

Immunsystem (Stärkung)

Juckreiz

Krebs (Senkung des Krebsrisikos)

Nägel (brüchige)

Neurodermitis

Parkinson

Pickelnarben

Rheuma und rheumatische Erkrankungen

Schuppenflechte

Schwangerschaft (besseres Gebären durch die Einnahme von Argan-Öl)

Schwangerschaftsstreifen

Sonnenbrand

Sonnenschutz

Stress

Verdauung

Wechseljahre

Windpocken

Wohlbefinden (allgemeines)

Wunden (Desinfektion und Heilung)

Zellulitis

KOSMETIK

HAUTPFLEGEÖL – ANTI-AGING

Warum haben die Berberfrauen bis ins hohe Alter eine so junge, faltenfreie Haut, trotz schwerer Arbeit und permanent starker Sonnenstrahlung? Das Zaubermittel heißt: ARGAN-ÖL! Der hohe Anteil von ungesättigten Fettsäuren und Vitamin E unterstützt den natürlichen Eigenschutz der gesunden Haut und minimiert das Risiko von Hautschädigungen. Zur Pflege und zum Schutz der Haut genügt schon das ein- bis zweimal tägliche Auftragen weniger Tropfen auf die Haut. Als Sonnenöl schützt und bräunt es.

HAARPFLEGE

Haarkur

Argan-Öl ist ideal für die universelle Haarpflege, denn in ihm sind wertvolle Inhaltsstoffe und ein hoher Vitamin E-Gehalt enthalten. Mit Argan-Öl bewahrt das Haar seine Feuchtigkeit und beugt Spliss vor. Trockenem und strapaziertem Haar spendet es wieder Geschmeidigkeit und natürlichen Glanz.

Erwärmen Sie das Öl in einem Schälchen. Dann teilen Sie mit den Fingern Ihre Haare in mitteldicke Strähnen und arbeiten das Argan-Öl die trockenen Haare ein. Schließlich kämmen Sie die Haare über Kopf mit einem Kamm oder Bürste und packen sie mit einem warmen Handtuch ein. Dann lassen sie das Ganze eine halbe Stunde einwirken und waschen zum Schluss die Haare mit einem milden Shampoo.

Haarmassage

Auch für eine Kopfhautbehandlung - besonders bei Haarausfall - können Sie Arganöl gut einsetzen. Massieren Sie das angewärmte Arganöl sanft in die Kopfhaut ein. Lassen sie es eine halbe bis eine Stunde einwirken und waschen es dann mit einem milden Shampoo wieder aus.

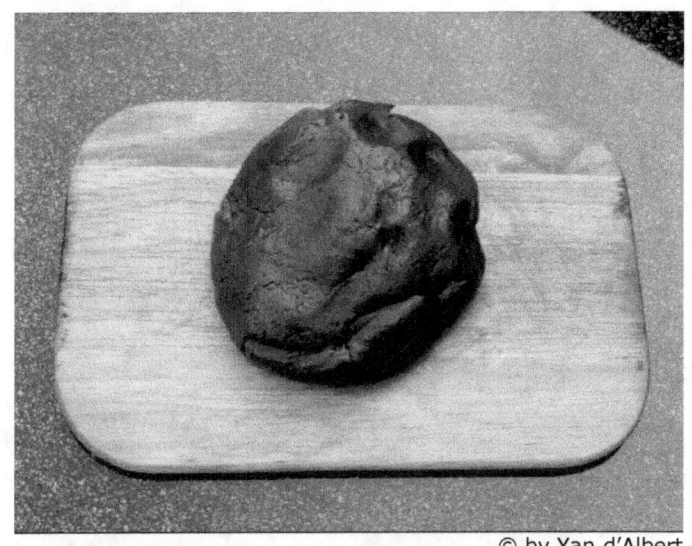

„Taksmout", die Argan-Nusspaste, mit Wasser angerührt auch als Gesichtsmaske geeignet

KÜCHE

Argan-Öl hat sich zum gefragtesten Gourmet-Speiseöl entwickelt. Internationale Sterneköche (TV-Koch *Alfons Schuhbeck* u. a.) sind von der Delikatesse des Argan-Öls überaus begeistert und es wurde zu einem unersetzlichen Bestandteil ihrer Küche. Seine fein-nussige Note, sein angenehm weicher, öliger Geschmack eignet sich hervorragend zum Kochen und Würzen, als Öl für Salate, Suppen, Gemüse, Fisch, Fleisch aber auch Süßgerichte.

Zum Schluss noch ein traditionelles Berberrezept, mit dem unter Verwendung von Arganöl eine leckere Süßspeise hergestellt werden kann:

REZEPT

<u>Amlou</u>

Amlou ist eine leckere Paste aus Mandeln, Honig und Arganöl, welche sich als Brotaufstrich oder zu Grillgerichten und Tajines eignet. Amlou ist für seine gesundheitsfördernde und aphrodisierende Wirkung bekannt.

Zutaten:
Für ca. 400 g Amloupaste
250 g ganze Mandeln
1 EL Pflanzenöl
100 ml Arganöl
4 EL flüssiger Honig
Salz

Geben Sie die Mandeln in einen Topf mit kochendem Wasser. Blanchieren Sie diese, geben Sie sie in ein Sieb, schrecken diese ab und lassen sie abkühlen. Dann die Mandeln von ihrer Haut befreien. Rösten Sie die Mandeln bei mittlerer Hitze leicht an und lassen Sie sie abkühlen. Anschließend geben Sie die Mandeln mit dem Arganöl und dem Salz in einen Mixer und verrühren alles zu einer cremigen Masse. Fügen Sie den Honig hinzu und vermischen ihn gut. Schließlich füllen Sie die Paste in ein Glas ab und stellen es kühl. Amlou hält sich im Kühlschrank etwa zwei Monate lang. Wenn Amlou sich länger halten soll, lassen Sie den Honig bei der Herstellung weg und geben ihn erst kurz vor dem Verzehr hinzu und mischen ihn dann unter die Masse. Servieren Sie Amlou mit einem echten Pfefferminztee.

VERTRIEB

Beim Kauf von Argan-Öl sollten Sie sich vergewissern, dass es sich um 100% Argan-Qualität handelt (ohne chemische Zusätze oder Vermischungen).
ARGAN SOL vertreibt **nur** 100% Bio-Arganöl aus nicht oder nur leicht angerösteten Argannüssen, <u>direkt von der Quelle</u>, ohne weitere Zusätze, in Handarbeit von Berberfrauen Südmarokkos mit viel Mühe und Liebe gefertigt.

<u>Bezugsquelle:</u>

ARGAN SOL
Yan d'Albert
Odenthaler Str. 190
D-51467 Bergisch Gladbach
Tel. 02202-1085727
Mobil: 0177-5621773
<u>www.yandalbert.de</u>
<u>www.editionsol.de</u>
<u>yandalbert@t-online.de</u>
<u>editionsol@t-online.de</u>

WERKE YAN D'ALBERTS (Auswahl)

Buchveröffentlichungen:

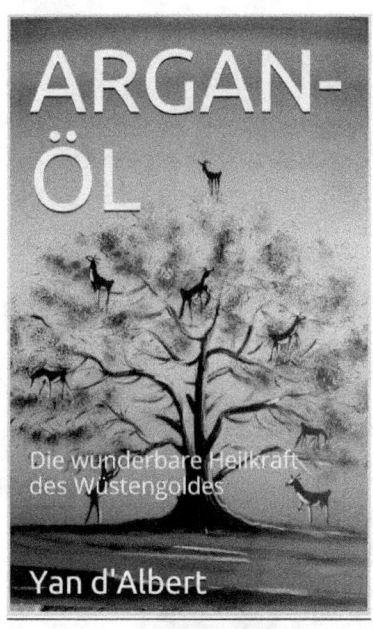

ARGANÖL – Die wunderbare Heilkraft des „Wüstengoldes" (auch als e-book, edition SOL 2014)

ARGAN OIL – The healing gold of the desert, englischsprachige Ausgabe (auch als e-book, edition SOL 2014)

ATEMWORTE – HEILWORTE – Meditationen für ein achtsames Leben (Taschenbuch, Verlag Herder 2012)

DARMKREBS, NEIN DANKE! – Wie ich vor dieser Erkrankung bewahrt wurde ... (Taschenbuch / e-book, edition SOL 2015)

DAS BUCH DER 66 TUGENDEN (e-book, edition SOL 2014, überarbeitete Fassung des Taschenbuches DIE 66 TUGENDEN DER SUFIS)

DAS SPIRITUELLE SONGBOOK – Die Heilkraft des Singens (Taschenbuch, Windpferd Verlag 1996) ca. 100 spirituelle Lieder aus aller Welt (mit Noten)

DAS LEXIKON DER SPIRITUELLEN WEGE - Esoterisches Wissen von A – Z (Taschenbuch, Lüchow Verlag 2007)

DIE 66 TUGENDEN DER SUFIS (Taschenbuch, Lüchow Verlag 2009)

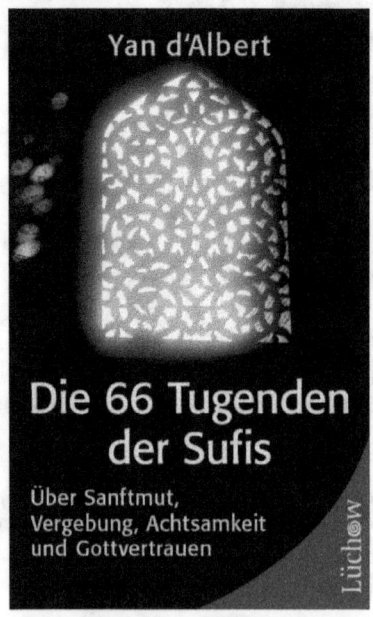

SUFI WEG DES HERZENS UND DER HEILUNG
(Taschenbuch, Lüchow Verlag 2008)

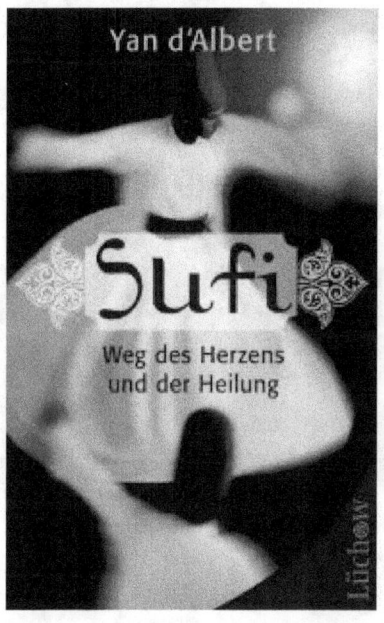

MUHAMMAD (Frieden und Segen auf ihm) – Sein Leben und Wirken (Taschenbuch nach dem gleichnamigen Hörbuch, edition SOL 2014)

MUHAMMAD (Frieden und Segen auf ihm) – Sein Leben und Wirken (e-book nach dem gleichnamigen Hörbuch, edition SOL 2014)

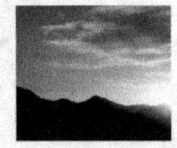

Muhammad

- Frieden und Segen auf ihm -
Sein Leben und Wirken

`Abd al-Mälik Yan d'Albert

CDs / Hörbücher:

ATEMWORTE – HEILWORTE – Geführte
Meditationen für ein achtsames Leben, gesprochen
von Yan d'Albert (Audio CD, Verlag Herder 2012)
Musik: Yan d'Albert

DAS FASZINIERENDE LEBEN DES PROPHETEN
MUHAMMAD - Das erste authentische deutsche
Hörbuch über den Propheten Muhammad. Dieses
Werk ist aktueller denn je und klärt gerade in einer
Zeit der Islamophobie über den Islam und den
Propheten Muhammad auf (audio-book, 2 CDs,
edition SOL 2009).

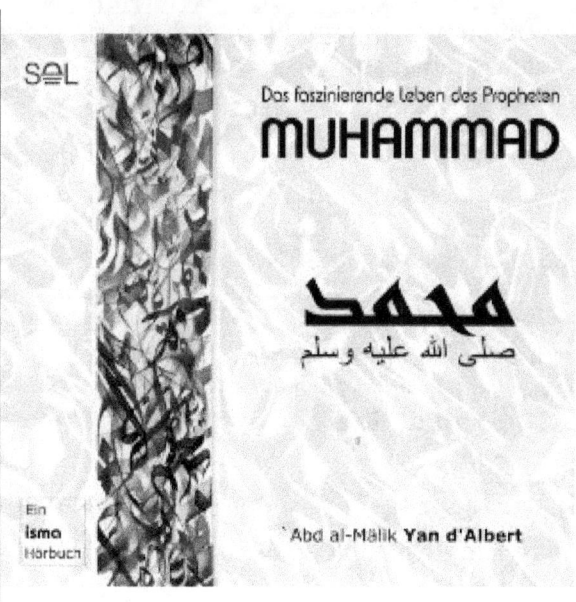

KLINGENDE EDELSTEINE - 12 Improvisationen bzw. Kompositionen zu ausgewählten Edelsteinen (Audio CD, SOL music 1999)

LIGHT OF ANGELS - Sanfte Engelsmusik für Meditation und Entspannung (Audio CD, SOL music 2000)

MANTRAS HEAL THE WORLD – Come and sing together ... Mantras und Mantra-Lieder aus verschiedenen Traditionen und Religionen der Welt mit Yan d'Albert & Friends (Audio CD, SOL music 2001)

SUFI WEG DES HERZENS UND DER HEILUNG – Geführte Übungen zu den Elemente-Ritualen der Sufis, gesprochen von Yan d'Albert (Audio CD, Lüchow Verlag 2008)

SUFI WEG DES HERZENS UND DER HEILUNG – Geführte Übungen zu den Elemente-Ritualen der Sufis, gesprochen von Yan d'Albert (Hörbuch-Download, Lüchow Verlag 2014)

Alle Titel können auch direkt bestellt werden bei:

edition SOL Yan d'Albert
Odenthaler Str. 190
D-51467 Bergisch Gladbach
Tel. 02202-1085727
e-mail: yandalbert@t-online.de
www.yandalbert.de